DE LA MÉTHODE EXPÉRIMENTALE

DANS L'ÉTUDE DE PHÉNOMÈNES DE LA VIE

PAR M. CHARLES MATTEUCCI.

DE LA MÉTHODE EXPÉRIMENTALE

DANS L'ÉTUDE DU PHÉNOMÈNES DE LA VIE;

PAR M. CHARLES MATTEUCCI. [1]

Les sciences physiques et chimiques ont trouvé depuis longtemps leur méthode d'investigation: c'est l'expérimentation. Non seulement elles observent les phénomènes qui se développent dans la nature, mais elles s'attachent à placer les corps dans des circonstances spéciales, à en constater toutes les propriétés, dont elles déduisent un code de lois simples qui résument toutes nos doctrines. Ce code règle le monde physique, et il n'y a plus ensuite qu'à le consulter et à l'appliquer pour expliquer et pour reproduire les phénomènes que les élémens déterminent dans la nature par le développement régulier des propriétés qu'on leur a reconnues.

Quelques exemples feront comprendre cette méthode, qui paraît si détournée et dont l'application est si sûre. La terre exerce sur une boussole un effet si complexe, qu'il n'est point possible d'en deviner *à priori* la cause et les lois. Pour les découvrir, on s'est condamné à des études de détail. On a pris deux aimans; on a reconnu qu'ils ont deux pôles, qu'ils s'attirent ou se repoussent suivant une formule mathématique dont on a trouvé l'expression; enfin on a cherché comment cette action varie quand on change les dimensions du fer et la nature des milieux interposés. Toutes ces expériences étant faites, il est devenu évident que la terre elle-même se comporte absolument comme si elle contenait à son centre un aimant énergique, et dès lors on a pu calculer quel effet elle

[1] J'ai tâché de résumer dans ces pages la matière d'un Cours sur les phéno-mènes physico-chirurgiques des corps vivants que je donne à l'Université de Pise depuis l'année 1844. Cet enseignement, qui n'avait existé auparavant dans aucune Université, est aujourd'hui le complément nécessaire de la Physiologie, dont les véritables progrès ne peuvent consister que dans des enquêtes fondées sur la méthode expéri-mentale, et principalement sur les applications de la Physique et de la Chimie à l'étude des phénomènes et des fonctions de la vie.

exerce en chacun de ses points sur une boussole qu'on y place. C'est ainsi qu'après avoir analysé les aimans, il a été possible de reconstituer et de reproduire dans une synthèse complète le grand phénomène naturel qu'on avait tout d'abord aperçu, et qui fût demeuré inexplicable sans la minutieuse recherche de toutes les lois dont il est la conséquence nécessaire.

La chimie ne procède pas autrement. Mettons 500 parties de potasse dans un verre et 500 parties d'acide sulfurique dans un autre. Quand nous mêlerons les deux liquides, il se dégagera beaucoup de chaleur, et on verra se former une substance nouvelle qui cristallise aisément, qui est neutre, qui a toujours les mêmes propriétés et qui est toujours constituée, quel que soit le mode employé pour la produire, par les mêmes proportions d'acide et d'alcali. Qu'on suppose maintenant des expériences analogues exécutées sur tous les corps possibles, qu'on les rassemble et qu'on les résume, on aura un corps de doctrines qui est la science chimique, et il est possible, en l'appliquant, de prévoir les réactions qui se produisent soit dans la nature, soit dans les arts, lorsqu'on fait agir une substance sur une autre dans des conditions définies. Ces deux sciences se constituent tous les jours par l'application incessante de la même méthode de recherches, et le code des lois naturelles se complétera peu à peu pour servir ensuite à toutes les applications.

A côté cependant de la physique et de la chimie, il y a les sciences qui s'occupent des êtres organisés, animaux et végétaux, et dans ce domaine nouveau on rencontre tout d'abord, outre la matière pondérable et ses propriétés, des phénomènes tout spéciaux, qui se développent progressivement, accomplissent une évolution prédestinée, et qui constituent la vie des êtres. La science ne peut que s'incliner devant la cause de ces phénomènes vitaux; mais, si elle n'a pas la témérité de la vouloir expliquer, elle conserve le droit et le devoir de rechercher le mécanisme et les lois qui président à l'accomplissement des fonctions; elle se limite dans ce sujet d'études, comme elle se limite en astronomie, où elle s'arrête devant la cause qui a constitué et qui maintient l'harmonie du monde. Dans ce domaine restreint et encore si vaste, il faut qu'elle cherche sa méthode et qu'elle établisse ses principes.

Jusqu'à présent, et à de très rares exceptions près, il semble que les naturalistes et les médecins aient voulu se réduire à l'observation pure et simple des phénomènes. Ils ont étudié les organes avec un soin minutieux, ils ont constaté les fonctions accomplies, et s'ils ont cherché à les expliquer, c'est en faisant appel à des causes occultes telles que la *vie* ou le *fluide nerveux*; ils ont fait comme les physiciens des époques anciennes, et ils manifestent pour l'expérimentation une répugnance qu'il est difficile de vaincre. Cette répugnance s'explique jusqu'à un certain point. Les phénomènes vitaux sont loin d'offrir l'invariabilité qu'on ren-

contre dans les réactions de la physique et de la chimie. On ne peut répéter deux fois la même expérience sur un animal sans trouver quelques
dissemblances dans les résultats, et cela tient à ce que les organes des
animaux sont des appareils compliqués et variables, dans lesquels nous
ne pouvons modifier les conditions de l'expérience à notre gré et sans
exercer une influence sur les appareils eux-mêmes.

Il en résulte que les actes les plus simples de la vie, comme la vision et l'ouïe, dans lesquels on ne peut contester l'intervention presque
exclusive des forces physiques, perdent un peu de leur simplicité géo-
métrique, parce que ces forces agissent à travers un organisme qui est
variable. La complication devient plus grande quand on considère des
fonctions plus multiples comme la digestion, les sécrétions et la nutrition, ou les actes innombrables de la végétation, ou enfin et surtout le
jeu des organes reproducteurs et du système nerveux. Mais de ce que
l'expérimentation donne ici des résultats moins simples, parce qu'ils sont
soumis à des causes perturbatrices plus difficiles à éliminer, s'ensuit-il
qu'il faille l'abandonner? Quelle autre méthode d'investigation faudrait-il
suivre alors? L'empirisme seul resterait, et nous serions condamnés à
une ignorance fatale. On ne comprend pas que des esprits sérieux aient
pu s'arrêter un instant à un système d'exclusion aussi téméraire et qui
nous réduirait à l'impuissance.

Une autre question se présente encore à l'esprit. Il est certain par
exemple que les parties vertes des plantes ont la propriété de décomposer
l'acide carbonique, dont elles fixent le carbone et dont elles mettent
l'oxygène en liberté; et d'autre part on n'a point réussi à reproduire
cette action dans les vases de la chimie. Il est certain également que les
appareils de la nutrition et de la digestion déterminent la formation de
composés que la chimie est le plus souvent impuissante à reproduire par
des procédés identiques. Devant cette impuissance actuelle, l'école des
forces vitales a cru pouvoir ériger en principe cette hypothèse étrange,
que les mêmes élémens obéissent à des lois et à des forces différentes
quand ils réagissent dans un être vivant ou dans des appareils inorganisés. Cette supposition toute gratuite n'a pas une plus grande vraisem-
blance que celle qu'en ferait en astronomie, si on admettait que la lune
et la terre s'attirent suivant une autre loi que les étoiles doubles, et il
faudrait renoncer à tous les principes scientifiques pour croire que les
atomes des corps peuvent avoir des propriétés distinctes dans les êtres
vivans et dans les corps inorganisés. C'est contre cette tendance à l'empirisme, contre cette hypothèse du renversement des propriétés des élémens, que nous voulons réagir ici, non pas en combattant les argumens
des vitalistes par des raisons philosophiques, mais par un enseignement
bien autrement sérieux, en faisant voir que toutes les données de la physiologie ont été acquises par expérimentation.

I.

Il faut se rappeler d'abord qu'un grand nombre de matières qu'on croyait exclusivement formées par la vie végétale et animale se peuvent directement obtenir par les procédés ordinaires de la physique et de la chimie. Il y a trente ans environ, un des chimistes les plus célèbres de notre époque, M. Wöhler, réussit à préparer artificiellement l'urée, qui est un des produits les plus constants de nos sécrétions: c'était faire avec éclat le premier pas dans une voie toute nouvelle, celle de la synthèse des matières organiques, voie qui a été suivie depuis par les chimistes modernes, en particulier par M. Berthelot, et qui nous a introduits dans un vaste domaine que l'avenir promet d'agrandir encore.[1]

Les carbures d'hydrogène, les alcools et leurs combinaisons avec les acides peuvent aujourd'hui se préparer directement, et, en partant ensuite de ces composés, on est parvenu à obtenir, d'après une loi commune, toute une série de combinaisons artificielles dont plusieurs existent dans la nature: tels sont les principes odorans des fruits, plusieurs essences, la cire et les principes immédiats des baumes. En combinant les alcools avec l'ammoniaque, on a découvert encore toute une classe d'alcalis importans analogues aux alcalis organiques, et, en les brûlant partiellement avec l'oxygène, on a obtenu des acides dont plusieurs existaient dans la nature. Enfin des transformations analogues qu'il n'est pas nécessaire d'indiquer nous ont donné l'urée, le sucre de gélatine, la leucine, l'acide hippurique, etc.

Nous savons aujourd'hui que les élémens qui composent l'organisme végétal, et qui entrent dans cette immense série de matières organiques que les plantes produisent, doivent leur origine à l'eau, à l'ammoniaque, aux nitrates et à l'acide carbonique. C'est ce dernier corps qui paraît jouer le rôle le plus important. Il est décomposé par la matière verte des feuilles sous l'influence de la lumière solaire, et dégageant de l'oxygène, il est ramené à l'état d'oxyde de carbone. L'oxyde de carbone est donc, comme M. Boussingault l'a remarqué, le premier produit de cette transformation, et c'est lui qui devient ensuite l'origine de toutes les combinaisons qui se développent ultérieurement. L'oxyde de carbone a été précisément pour M. Berthelot le point de départ d'un grand nombre de synthèses successives, d'où il résulte que de l'oxyde de carbone à l'acide formique, aux carbures d'hydrogène, aux alcools, aux éthers composés, aux acides végétaux et aux amides, la chimie ne voit plus aujourd'hui qu'une suite de métamorphoses effectuées suivant des lois générales.

[1] Voyez l'étude de M. A. Laugel sur les travaux de M. Berthelot dans la *Revue* du 1ᵉʳ mai 1861.

Or, puisqu'il est démontré qu'en partant de l'oxyde de carbone les forces ordinaires qui règlent les combinaisons chimiques suffisent pour engendrer les produits que les végétaux nous offrent, il faut bien admettre que ceux-ci n'ont point à leur disposition des forces spéciales créées par la vie, et il n'est pas nécessaire d'imaginer, pour expliquer leurs fonctions, un renversement des propriétés de la matière.

Lorsqu'au lieu de se maintenir dans les raisonnemens généraux, on entre dans le détail des faits particuliers, on rencontre une multitude d'exemples qui montrent combien l'intervention de la chimie jette de lumière sur les actions de l'organisme. Nous n'en citerons qu'un. La chimie a découvert que l'acide hippurique peut être scindé en acide benzoïque et en sucre de gélatine, avec fixation des élémens de l'eau, et réciproquement elle a réussi à combiner l'acide benzoïque avec le sucre de gélatine et à reproduire l'acide hippurique. Cela étant, on peut remarquer que les alimens des carnivores ne contiennent point d'acide benzoïque, et que leurs urines ne renferment pas d'acide hippurique; mais on voit apparaître ce dernier acide aussitôt qu'on ajoute aux alimens l'acide benzoïque. Inversement, les herbivores sécrètent l'acide hippurique, parce que leurs alimens contiennent l'acide benzoïque, et ils n'en produisent plus, si on vient à les nourrir avec des matières entièrement dépourvues de cet acide benzoïque.

Les procédés qu'emploie la chimie pour faire la synthèse des matières organiques ne sont pas les mêmes, à la vérité, que ceux qui se réalisent dans les animaux et dans les végétaux, et le grand pas qu'il lui reste à faire serait d'imiter les conditions d'organisation des êtres vivans et de reproduire les mêmes effets. Nous avouons qu'elle n'est pas très avancée dans cette voie, et la difficulté aussi bien que la complication des expériences expliquent suffisamment la lenteur de sa marche; mais les conquêtes qu'elle a déjà faites démontrent assez la puissance de ses méthodes et justifient la confiance que nous avons dans ses succès futurs.

Berzelius appela le premier l'attention des chimistes sur une classe de phénomènes nombreux qu'il a nommés *catalytiques*, et qui sont produits en apparence par le simple contact d'une matière avec une autre. C'est ainsi qu'il suffit d'introduire dans un mélange d'oxygène et d'hydrogène un très petit morceau d'éponge de platine pour que ces deux gaz se combinent subitement en détonant comme la poudre, en produisant de la chaleur et de la lumière et en donnant naissance à de l'eau. Ici l'explication est facile. C'est parce que les deux gaz sont condensés par le platine, comme je l'ai démontré autrefois en découvrant des propriétés électriques dues à ces gaz ainsi condensés, qu'ils s'échauffent et se combinent; mais il y a d'autres cas qui nous intéressent davantage, et dans lesquels on ne peut invoquer comme cause déterminante qu'une action de présence dont la nature est inconnue. Je vais en citer un exemple.

En traitant l'amidon ou les chiffons par un acide, M. Biot reconnut qu'ils se dissolvaient, et que la liqueur jouissait de la propriété tout inattendue de faire tourner le plan de polarisation de la lumière vers la droite. Dans cette réaction, l'acide n'a point changé, et, chose remarquable, l'amidon a conservé sa composition chimique primitive; mais il a pris des propriétés toutes nouvelles, il est devenu de la dextrine. En continuant la même action pendant plus longtemps, une seconde transformation succède à la première, et l'on s'en aperçoit aussitôt par les changemens qui surviennent dans les propriétés optiques du liquide. Il cesse d'abord peu à peu de faire tourner le plan de polarisation, puis il le dévie progressivement et de plus en plus vers la gauche. À ce moment, la dextrine a disparu; elle a changé sa composition, et l'analyse chimique prouve qu'elle s'est combinée avec de l'eau. Elle s'est transformée en une espèce de sucre qu'on trouve dans les raisins et qu'on nomme glucose. Voilà donc une série de modifications produites par le simple contact d'un acide avec l'amidon et étudiée dans les laboratoires, sans prévision d'aucune application, avec le double secours des appareils de la physique et de la chimie. Voici maintenant une autre découverte qui va compléter la précédente.

M. Dubrunfaut reconnut que l'extrait d'orge germé possède, comme les acides, la propriété de transformer l'amidon en dextrine d'abord et en glucose ensuite, et plus tard MM. Payen et Persoz ont prouvé que l'extrait devait cette propriété à une substance particulière qu'ils ont nommée *diastase*, et qui existe autour des pousses de toutes les graines au moment de la germination. Or toutes les graines renferment une provision d'amidon qui doit servir à la première nourriture de la plante. Aussitôt qu'elles commencent à germer, la diastase se forme, rend l'amidon soluble en le transformant en dextrine et en sucre, et ce sont ces matières dissoutes qui sont élaborées ensuite pour constituer les premiers organes du végétal. On voit ainsi par quelles séries de découvertes chimiques on est arrivé à se rendre un compte précis des transformations auxquelles une plante doit ses premières évolutions, transformations qui sont absolument les mêmes que celles du laboratoire, et qui ne résultent d'aucune action spéciale à la vie du végétal.

C'est à des actions analogues exercées par le suc gastrique et par tous les liquides de l'économie animale qu'il faut rapporter l'acte par lequel les matières alimentaires sont dissoutes dans l'appareil de la digestion et peuvent être absorbées par ses parois. Les célèbres expériences que Spallanzani et Rumford faisaient dans le siècle passé pour réaliser la digestion artificielle le prouvent surabondamment, et il ne leur manque pour être complètes que d'être reprises avec les ressources actuelles de la chimie. C'est encore à la même cause qu'il faut attribuer la production du sucre dans le foie d'un animal, suivant la belle découverte de M. Claude Bernard.

Nous venons d'assister à la transformation successive de l'amidon en dextrine et en sucre de raisin; nous pouvons maintenant suivre ce dernier corps dans les modifications analogues qu'il éprouve à son tour pas des causes pareilles. Le glucose peut être considéré comme formé par de l'alcool et de l'acide carbonique, de sorte que, si on lui enlevait ce dernier corps, on produirait le premier, l'alcool. Or c'est précisément ce qui arrive quand le jus du raisin fermente et que le vin se fait, et c'est aussi ce que l'on peut réaliser en mettant le glucose pur en contact avec la levûre de bière. Il semble donc que la levûre transforme le sucre, comme la diastase transforme l'amidon, par un simple effet de contact. On a soutenu cette thèse, mais elle n'est point exacte, et les travaux de M. Pasteur ont dévoilé, comme on va le voir, la véritable cause de la fermentation.

La levûre de bière, le ferment, est un amas de petits êtres organisés, vivans, constitués par des globules naissant au contact les uns des autres, se développant jusqu'à devenir adultes et donnant naissance à des êtres semblables à eux. Ainsi dans la bière le ferment est un monde tout entier. A l'origine de l'opération, ce monde est peu nombreux; mais chaque individu se reproduisant, le nombre total des êtres augmente indéfiniment. Cependant, pour que des êtres puissent se développer et multiplier, il faut qu'ils trouvent dans le milieu où ils vivent les alimens nécessaires pour constituer leur propre substance. Ceux qui nous occupent sont formés de principes azotés, de matières minérales, de cellulose et de graisse. Or les principes azotés et minéraux n'existent point dans le sucre; aussi le ferment qu'on y met ne s'y multiplie pas, et les individus qui naissent ne se nourrissent que de la substance de ceux qui meurent; mais en y ajoutant de l'ammoniaque et des phosphates, M. Pasteur a vu ces êtres se régénérer avec une extrême fécondité et absorber pour se les assimiler les principes azotés et les phosphates qu'il leur avait donnés comme nourriture. En même temps ils s'emparaient d'une partie de la matière sucrée qu'ils élaboraient pour la transformer en cellulose et en graisse.

Il ne faut donc point douter de la nature du ferment de bière. C'est un composé d'êtres bien éloignés de ceux que nous considérons habituellement, mais ayant, comme tous les êtres, un principe inconnu qui les fait naître, se développer et se reproduire, et dès lors nous devons nous attendre à les voir pendant toute leur existence accomplir des actions chimiques continues. Les animaux qui vivent dans l'air absorbent l'oxygène, lequel brûle une partie de leur substance et passe à l'état d'acide carbonique. Quel acte chimique analogue trouverons-nous dans l'exercice des fonctions vitales du ferment? La réponse à cette question n'est point aujourd'hui douteuse; la voici: le ferment décompose le sucre en acide carbonique qui se dégage et en alcool qui reste. Si l'oxygène est abondant et si l'air se renouvelle au contact du ferment, celui-ci se développe sans décomposer le sucre: dans le cas contraire, c'est le sucre qui fournit l'oxygène pour la respiration du petit être organisé, et l'alcool se produit en grande quantité.

Telle est la fonction accomplie par le ferment contenu dans la levure de bière; mais qu'arriverait-il si, en conservant le même milieu, c'est-à-dire le sucre, on remplaçait les êtres qui l'ont transformé en acide carbonique et en alcool par d'autres espèces? M. Pasteur a répondu par des expériences tout aussi concluantes, et qui vont singulièrement agrandir le cadre de la question.

On sait depuis longtemps que ce même sucre, mêlé à quelques matières azotées, telles que le gluten, le caséum, etc., éprouve une fermentation toute différente, appelée *fermentation lactique*, parce qu'elle développe l'acide de ce nom. Or on trouve dans ce cas que la liqueur est encore habitée par un monde d'êtres qui vivent comme les précédens, se développent et se multiplient comme eux, mais qui, n'étant pas les mêmes, transforment le sucre en des produits nouveaux. Les conditions d'existence et de reproduction sont identiques; mais l'espèce est différente, et les transformations qui résultent de ces nouvelles existences ne sont plus les mêmes.

Une fois lancée dans cette voie si féconde, l'imagination se trouve en présence des problèmes les plus importans, et la solution en est prochaine. Quand on voit toutes les fermentations qui se développent spontanément dans la plupart des liquides qui proviennent de l'organisme, on ne peut s'empêcher d'admettre qu'elles sont les produits de la vie de certains êtres analogues à ceux qui déterminent la fermentation du sucre, et probablement c'est à ces êtres qu'il faut attribuer la plupart des maladies contagieuses.

La suite logique de ces idées a dû conduire et a conduit en effet M. Pasteur à se demander comment ces fermens se développent tout d'abord. En voyant les putréfactions des liquides organiques se produire d'elles-mêmes au bout de quelque temps, beaucoup de physiologistes avaient admis que les êtres inférieurs peuvent naître spontanément, d'autres pensaient qu'ils sont toujours précédés d'ascendans et que la vie leur est transmise comme chez les animaux et les végétaux supérieurs par d'autres êtres semblables à eux. Bien que de nombreuses expériences eussent été faites sur ce point, la question des générations spontanées restait indécise. M. Pasteur prit des liquides sur lesquels des moisissures se développent habituellement, et les ayant enfermés bouillans dans des vases de verre à l'abri du contact de l'air, il reconnut que jamais les végétaux ne s'y produisent ; mais quand il venait à déboucher l'un de ces vases et à y laisser pénétrer l'air atmosphérique, il voyait naître les moisissures après un délai très court. Ainsi l'air est nécessaire à leur développement.

En variant l'expérience et en s'astreignant à introduire dans le vase de l'air primitivement chauffé jusqu'au rouge, on vit les liquides rester indéfiniment au même état de pureté que dans le vide. Cela prouvait que les moisissures ne provenaient pas de l'air lui-même, mais des matières étrangères qui s'y trouvent habituellement contenues. Alors M. Pasteur fit passer pendant longtemps ce gaz à travers des tubes remplis de coton-poudre qui retint ces matières, et il put ensuite les étudier d'une part et en examiner les propriétés de l'autre. Pour les étudier, il fit dissoudre le coton-poudre, et le liquide, examiné au microscope, montra des myriades de germes de formes et de grosseurs diverses. Enfin il introduisit une très petite portion de ce coton dans les liqueurs fermentescibles, et il vit quelques jours après naître les végétations dont il avait semé les germes.

En résumant tout ce qui précède, on reconnaît ainsi que l'air contient et charrie les semences microscopiques d'une infinité d'êtres, semences le plus souvent inutiles et perdues ; mais viennent-elles à rencontrer une substance propre à leur fournir les alimens qui leur conviennent, aussitôt elles germent, se développent et multiplient ; et, par l'acte même de leur vie, elles transforment les matières au milieu desquelles elles existent, comme les animaux et les végétaux supérieurs transforment l'air ou l'acide carbonique. Je le demande maintenant, où en seraient nos connaissances sur ces matières délicates, si l'on s'était contenté de décrire des organes, et si l'on avait abandonné systématiquement cette précieuse et unique ressource de l'expérimentation ?

II.

L'intervention des théories mécaniques et physiques dans la science de l'organisme vivant ne pouvait être moins grande et moins importante que celle de la chimie. Il n'est pas nécessaire de nous arrêter sur certains phénomènes dont la physique n'a jamais été dépouillée. La vision, l'ouïe, les mouvemens, soit des différentes parties d'un animal, soit de l'animal tout entier, bien qu'étant des phénomènes compliqués d'acoustique et de mécanique, ont toujours été expliqués par les principes de ces sciences. En dehors de ces effets relativement simples, il y en a d'autres que l'imperfection de nos connaissances avait soustraits à la physique ; mais les progrès modernes de cette science les ont remis à leur place. Nous allons les passer rapidement en revue.

Nous savons que les tissus organiques sont constitués par des fibres et des cellules élémentaires séparées par de très petits intervalles qui contiennent une certaine quantité d'eau, sans laquelle ces tissus seraient privés des propriétés physiques et mécaniques essentielles à leurs fonctions. N'oublions pas en effet que, même dans les animaux les plus rudimentaires, la vie n'existe qu'en présence de l'eau et sous l'influence d'une certaine température, comme le prouvent les expériences que l'on a faites sur les rotifères, dont les mouvemens s'éteignent ou reparaissent toutes les fois qu'on les dessèche ou qu'on les mouille. On peut en dire autant des végétaux : nous allons commencer par expliquer comment la sève monte et circule dans ces derniers.

Puisque les études les plus attentives n'ont fait découvrir dans le tissu végétal aucun appareil musculaire destiné à mettre les liquides en mouvement, il faut de toute nécessité que la circulation de ce liquide soit exclusivement régie par le jeu des forces physiques et chimiques. Or nous savons que les corps solides exercent sur les substances liquides une attraction qu'on nomme moléculaire, parce qu'elle paraît s'exercer à des distances aussi petites que celles qui séparent les molécules elles-mêmes. Il convient donc de voir dans quelle mesure cette action peut influer sur le mouvement de la sève.

Lorsqu'on plonge un tube très fin dans de l'eau, on sait qu'elle y monte d'une certaine quantité, parce que les parois solides l'attirent, et comme le tissu d'un végétal offre dans toutes les directions des canaux très étroits, tout le monde a compris qu'il devait absorber et élever l'eau qui se trouve dans le sol ; mais cette explication générale soulève tout d'abord une objection : c'est que l'ascension de l'eau se limite toujours à une très petite hauteur dans les tubes les plus étroits, et qu'elle se produit dans les arbres jusqu'à leur sommet, quelle qu'en soit l'élévation. Cette objection a été levée par M. Jamin, à qui l'on doit sur ce sujet de très nombreuses expériences.

M. Jamin prend une masse poreuse quelconque, par exemple un bloc de craie, et, après y avoir creusé un petit trou jusqu'au centre, il y place un manomètre, c'est-à-dire un appareil capable de mesurer les pressions qui viendront à se développer dans l'intérieur du bloc. Cela fait, il plonge l'appareil dans l'eau. A l'instant même, ce liquide s'insinue dans les pores, comme on voit que cela se fait dans un morceau de sucre qu'on imbibe, et chasse devant lui l'air qui remplissait les cavités. Cet air se réfugie au centre, où il se comprime peu à peu, et le manomètre en mesure la pression, qui s'élève peu à peu jusqu'à 3 ou 4 atmosphères, et dans certains cas spéciaux jusqu'à 6. Quand l'état final est atteint, il est évident que l'air tend à s'échapper pendant que l'eau tend à entrer, et que la pression de l'air fait équilibre à la force de pénétration et en donne la mesure. Celle-ci est donc égale à 3, 4 et même à 6 atmosphères. Or, une atmosfère étant égale à la pression d'une colonne d'eau de 10 mètres, on peut dire que la force d'imbibition est égale à 30, 40 ou 60 mètres d'eau, et par suite que ce liquide pourrait monter jusqu'à ces hauteurs, si la masse poreuse était assez prolongée. La force d'imbibition suffit donc pour expliquer comment l'eau peut s'élever jusqu'au sommet des plus grands arbres.

Mais pour savoir comment les liquides circulent, il faut faire entrevoir une autre expérience, exécutée autrefois par M. Biot, reprise ensuite par M. Magnus et enfin par M. Jamin. Que l'on mastique à l'un des bouts d'un tube de verre une plaque poreuse destinée à le fermer, qu'on remplisse ce vase avec de l'eau, et que, bouchant ensuite avec le doigt l'extrémité ouverte, on la plonge, en retournant l'appareil, dans un bain de mercure; alors la plaque poreuse qui se trouve au sommet s'humide, puis l'eau s'évapore dans l'air à la surface supérieure; mais elle est remplacée aussitôt par celle qui se trouve dans le tube. Un vide se fait dans l'intérieur, peu à peu le mercure monte jusqu'à la même hauteur que dans un baromètre, et bien qu'alors le vide soit devenu complet, l'air ne rentre pas à travers le corps poreux.

Il suffit de connaître ces deux expériences fondamentales pour se rendre maintenant un compte exact et presque complet de l'ascension de la séve. En effet, d'après la première, les racines doivent enlever l'eau du sol et la faire monter jusqu'au sommet des feuilles, et, d'après la seconde, l'évaporation de cette eau dans l'atmosphère fera dans la végétal un vide qui appellera, par un effet de succion, celle qui remplit les canaux de la tige. Pour justifier cette explication, M. Jamin a construit un appareil sur le modèle général des végétaux. La base en est constituée par un corps poreux très dense qui représente les racines et qu'on plante dans un sol humide; de là s'élève un tube rempli de plâtre qui figure la tige, et au sommet se trouve une surface large, poreuse, qui tient la place des feuilles et qui doit servir à l'évaporation. L'expérience a prouvé que cet arbre factice absorbe l'eau du sol comme les végétaux réels, et qu'il la répand dans l'atmosphère de la même façon.

Le grand avantage des expériences exécutées dans des conditions aussi simples est de permettre l'emploi du calcul. M. Jamin a exprimé par une formule mathématique toutes les conditions de son appareil, et cette formule non-seulement prévoit en gros, mais encore calcule numériquement toutes les circonstances du mouvement des liquides dans la masse entière; or il se trouve que ce calcul explique précisément toutes les expériences qui ont été exécutées sur les arbres réels en même temps que l'appareil factice les réalise expérimentalement. Nous en citerons quelques-unes.

Le célèbre Hales déchaussa une racine de pommier, et, l'ayant isolée de ses voisines, il l'insinua dans un tube de verre, puis il la mastiqua avec soin, et après avoir rempli le tube d'eau il le plongea dans du mercure. La racine absorba cette eau, fit un vide dans le tube, et le mercure monta jusqu'à 9 pouces. La même expérience ayant été faite avec la racine d'un arbre factice, M. Jamin vit monter le mercure beaucoup plus haut, et même aussi haut que dans le baromètre.

On doit au docteur Boucherie une fort remarquable expérience. Elle consiste à pratiquer un trou dans le tronc d'un arbre et à y introduire un tube bien scellé, plongeant dans un liquide quelconque. Ce liquide est rapidement absorbé, et s'élève jusqu'aux extrémités les plus hautes des branches. S'il est coloré, il communique sa teinte à tout le corps ligneux, qui est parfaitement injecté au bout de quelque temps. Or la formule mathématique prouve qu'il doit en être ainsi, et l'arbre factice réalise ces mêmes effets aussi aisément que les végétaux réels.

Ces exemples, que nous pourrions multiplier, suffiront pour faire comprendre comment l'acte de l'ascension de la sève, considéré en lui-même et dégagé de toutes les autres fonctions d'un végétal, a pu, au même titre que tous les phénomènes de la physique, être soumis au calcul et expliqué dans toutes ses particularités; mais, pour que cette explication soit complète, il faut y joindre celle d'un autre fait bien communément observé et connu généralement sous le nom de *pleurs de la vigne*. C'est encore à Hales qu'on doit l'étude complète de cette singulière action. Il avait taillé une vigne au printemps; s'apercevant qu'elle perdait beaucoup d'eau par la plaie et craignant que le cep ne s'épuisât, il appliqua sur l'extrémité coupée une peau de vessie qu'il lia avec un fil. Malgré cette précaution, la sève continua de sortir en gonflant la vessie, qui bientôt creva. Cela prouvait que la force qui chasse le liquide est considérable, et Hales voulut la mesurer. A cet effet, il prolongea la tige coupée par un tube vertical de verre qu'il scella à son extrémité, et il vit l'eau monter dans ce tube jusqu'à une hauteur de 22 pieds.

Il n'est pas possible d'expliquer ce phénomène par la simple capillarité. La théorie comme l'expérience prouvent en effet que les liquides peuvent bien s'élever dans les corps poreux, mais qu'ils ne peuvent, en aucun cas, sortir de l'intérieur des pores et se répandre à la surface; il faut alors faire intervenir une autre cause, et pour la découvrir il est nécessaire d'étudier avec détails toutes les circonstances qui accompagnent la production des pleurs. On peut d'abord se convaincre que l'eau ne remplit pas complétement les pores des végétaux, et qu'elle y est mêlée à une quantité de gaz d'autant plus considérable que l'élévation du point étudié est plus grande. Dans un peuplier coupé pendant un hiver rigoureux, nous avons trouvé 60 pour 100 d'eau dans

la racine, 56 à un mètre au-dessus du sol, 54 à 4 mètres, et enfin 51
pour 100 à 8 mètres. D'autre part, Hales a reconnu que les vignes
répandaient non-seulement de l'eau, mais du gaz, et que la quantité
de pleurs versés était d'autant plus grande que le cep était plus long,
c'est-à-dire qu'il conservait plus d'air. Coulomb a observé de son côté
que cet air s'échappait souvent en sifflant. C'est donc à l'action de ces
gaz enfermés qu'il faut attribuer l'effet que nous étudions. Hales fit
une autre observation, confirmée depuis par Duhamel du Monceau: il
reconnut que les pleurs cessaient au moment du refroidissement de
l'air et qu'ils recommençaient aussitôt que le soleil venait échauffer la
plante. En résumé, les pleurs sont mêlés d'air, leur abondance est liée
à l'abondance de ce gaz, et c'est par suite d'un réchauffement de la
vigne qu'ils se produisent.

Après avoir reconnu ces conditions essentielles à la production du
phénomène, il ne nous reste plus qu'à citer sommairement l'étude que
M. Jamin a faite des propriétés qu'offrent les gaz quand ils sont enfermés avec de l'eau dans les pores d'une masse de craie ou de poudre tas-
sée. Il a reconnu que ces gaz y existent à une énorme pression, qui
dépasse 10 ou 15 atmosfères, et qu'ils sont tellement adhérens aux
surfaces solides qui les emprisonnent, qu'on ne peut les extraire par
aucun moyen. Seulement, quand on fait le vide autour de la matière
qui les contient, ils augmentent considérablement de volume et font
sortir l'eau, et d'autre part, quand on chauffe la masse poreuse en
l'exposant au soleil, ils se dilatent énormément, et alors on voit encore
l'eau sortir par la surface extérieure et tomber goutte à goutte, absolument comme elle sort de la vigne, et par suite des mêmes causes.
Ces pleurs sont donc non-seulement expliqués, mais reproduits au
moyen d'appareils où la vie végétale n'existe pas.

III.

Les actions moléculaires sont relativement très simples lorsqu'elles s'exercent entre un solide et un liquide déterminés; mais elles se
compliquent extraordinairement toutes les fois qu'on plonge des corps
poreux composés de particules hétérogènes dans des mélanges de différens liquides. C'est précisément ce qui a lieu dans les animaux et
dans les végétaux, et c'est vraisemblablement à cette extrême complication des organes que nous devons attribuer la multiplicité des effets
auxquels nous assistons. Nous ne pourrons les expliquer dans leur ensemble qu'après avoir réalisé dans nos expériences de laboratoire des
conditions d'organisme analogues. Nous sommes naturellement moins
avancés dans l'étude de ces problèmes complexes que dans celle des

questions élémentaires; mais ce sera encore un enseignement utile que de montrer ce qui nous manque, tout en faisant voir que l'expérience nous a déjà beaucoup appris et qu'elle promet de tout nous dévoiler, pourvu qu'on ait la patience de la consulter.

Quand on plonge un tube capillaire de verre dans l'eau, elle s'y élève beaucoup; si on le met dans l'huile, celle-ci y monte à une moindre hauteur; enfin, si on remplace ce tube de verre par un autre qui ait les mêmes dimensions, mais qui soit de nature différente, on verra les phénomènes varier en intensité tout en conservant les mêmes caractères généraux. Les forces moléculaires dépendent donc de la nature des corps entre lesquels elles s'exercent. Sous ce rapport, elles ont de l'analogie avec cette force productrice des combinaisons chimiques que l'on nomme affinité, et qui a pour caractère spécial de dépendre exclusivement de la nature des deux substances qui se combinent. On peut donc considérer les forces moléculaires comme un premier degré de l'affinité et leur donner le nom d'affinité capillaire que M. Chevreul a proposé. L'exactitude de cette assimilation est attestée par des faits nombreux. On sait en effet que l'affinité, toutes les fois qu'elle s'exerce, développe de la chaleur, et il y a longtemps que M. Pouillet a constaté que la température s'élève dans une masse poreuse quelconque au moment de son imbibition; on sait également que deux corps, en se combinant, dégagent de l'électricité, et un physicien allemand, M. Quinkle, vient de découvrir qu'on développe un courant électrique très fort en faisant filtrer de l'eau par pression à travers un corps poreux. Voyons maintenant les conséquences qui résultent de cette spécialité des actions exercées entre les corps différens par leur nature.

Si l'on plonge une membrane animale dans une dissolution de sel marin, elle s'imbibe; si on la retire ensuite, on enlève avec elle une portion du liquide. En répétant plusieurs fois la même opération, on obtient un résidu liquide plus chargé de sel que ne l'était la solution primitive. Cela veut dire que les membranes ont plus d'affinité pour l'eau que pour le sel, qu'elles absorbent et attirent celle-là, qu'elles exercent une moindre action sur celui-ci. Inversement, couvrons d'une couche de sel une membrane mouillée; nous verrons bientôt le sel se fondre, parce qu'il attire l'eau et qu'il en enlève une partie au tissu. Il y a longtemps que les chimistes emploient un procédé économique pour obtenir de l'alcool concentré: il consiste à mettre de l'eau-de-vie dans une vessie qu'on suspend au milieu de l'air. La membrane attire et absorbe l'eau que contient l'eau-de-vie, et ensuite la répand en vapeur dans l'atmosphère. L'action se renouvelant sans cesse, on trouve, au bout de quelques jours, de l'alcool presque pur dans la vessie. Concluons de là qu'en général les substances poreuses ont une faculté élective en vertu de laquelle elles peuvent décomposer un liquide mélangé, en extraire certains principes, en repousser certains autres, et nous arrivons immédiatement à des conséquences importantes.

Nous arrivons à expliquer d'anciennes expériences par lesquelles Saussure a prouvé que les végétaux choisissent de préférence dans le sol certains liquides qu'ils absorbent, pendant qu'ils y laissent certains autres qui leur seraient nuisibles; nous arrivons enfin à concevoir d'une manière générale l'action élective des glandes dans l'économie animale, puisque leur effet se réduit à enlever au sang des substances qu'il contenait, dont elles se débarrassent, et qu'elles apportent dans des canaux particuliers. En effet, en injectant dans les vaisseaux sanguins d'un animal vivant un mélange de différens sels, on trouve vingt ou vingt-cinq secondes après un de ces sels constamment dans les urines, un autre dans la salive.

On doit à Dutrochet des études suivies sur le rôle de ces affinités électives. Il appliquait à l'extrémité d'un tube de verre une plaque poreuse, par exemple une peau de vessie; il remplissait ce tube avec un liquide déterminé, et il le plongeait dans un vase qui en contenait un autre. Ces deux liquides, séparés par la membrane, tendent à se mêler en la traversant, l'un dans un sens, l'autre dans une direction opposée. L'expérience prouve qu'ils le font en proportion inégale. Supposons qu'il y ait une dissolution sucrée dans le tube et de l'eau dans le vase: c'est celle-ci qui passera avec le plus d'abondance, et l'on verra le niveau s'élever peu à peu dans ce tube. Ces actions, que l'on appelle actions d'endosmose, résultent manifestement des attractions inégales exercées par la membrane sur ces deux liquides, et par ceux-ci l'un sur l'autre. Bien que l'explication n'en ait pas été jusqu'à présent formulée d'une manière simple, elles révèlent l'existence d'une force qui doit s'exercer dans tous les cas analogues et contribuer à la production d'une foule de phénomènes. Ainsi l'illustre doyen des physiciens vivans a pratiqué des entailles à diverses hauteurs dans le tronc d'un arbre, et ayant recueilli les liquides qui en découlaient, il a reconnu qu'ils avaient des densités de plus en plus grandes à mesure qu'on les prenait à des élévations plus considérables. Il suit de là qu'ils doivent agir l'un sur l'autre à travers le bois qui les sépare, que l'endosmose tend à les faire monter dans le végétal, et même qu'elle peut les faire écouler à l'extérieur, comme le font les pleurs de la vigne. Ainsi l'endosmose doit ajouter son effet à la force d'imbibition et à celle qui résulte de l'évaporation, et agir pour faire monter la séve. Je me suis assuré, par des expériences encore incomplètes, que la densité des sucs propres suit une marche contraire, et augmente en allant des feuilles au tronc. Par conséquent, ce serait encore à l'endosmose qu'il faudrait attribuer le mouvement de la séve descendante.

Sans nous arrêter à montrer tous les cas où l'endosmose exerce son effet dans l'économie animale ou végétale, bornons-nous à répéter qu'il était intéressant de signaler l'existence de ces forces plutôt à cause des espérances qu'elles font concevoir que par suite des résultats qu'elles ont donnés. Ne peut-on maintenant dire à ceux qui s'endorment dans la contemplation stérile des organes: Voilà des forces que la physique a reconnues; elles agissent manifestement dans l'économie animale et végétale, dont elles sont les ressorts secondaires; c'est à vous d'en préciser le jeu. Votre devoir et votre élément de succès sont d'imiter ces organes et de les soumettre artificiellement à des conditions identiques à celles de la nature. C'est ainsi seulement que vous ferez l'analyse de ces fonctions que vous êtes impuissans à expliquer. Comparez les progrès immenses que font tous les jours la physique et la chimie à l'état stationnaire où restent les sciences naturelles; ne cherchez d'autre raison de cette différence que la répugnance invincible que vous opposez à l'expérimentation. Les mêmes succès vous attendent, si vous vous décidez enfin à ne pas laisser enfouies les richesses scientifiques infinies que vous n'avez pas voulu exploiter.

IV.

C'est surtout quand on a commencé à réfléchir sérieusement sur le dégagement de la chaleur et de l'électricité et sur la production de la force musculaire dans les animaux, qu'on a senti la nécessité d'avoir recours aux théories de la physique et de la mécanique.

Les mammifères et les oiseaux surtout nous présentent trois grands phénomènes physico-mécaniques. En premier lieu, ils possèdent une température élevée et sensiblement constante, et comme ils perdent continuellement une certaine quantité de chaleur par le rayonnement et l'évaporation, il faut bien qu'il y ait en eux une cause qui agisse constamment pour la reproduire. On a prouvé que l'homme développe en un jour une quantité de chaleur qui suffirait pour amener à l'ébullition 40 kilogrammes d'eau. Le second de ces phénomènes a pour siége le cœur. On sait que le cœur est animé de contractions périodiques qui mettent le sang en mouvement, ce qui prouve qu'il est sollicité par une force continue; elle est égale à celle qui soulèverait un kilogramme à la hauteur d'un mètre en une seconde. En outre l'homme se meut, il porte des fardeaux et exécute en moyenne un travail extérieur trois fois plus grand que celui du cœur. Un troisième phénomène, c'est qu'il n'y a pas une fibre, pas un élément musculaire ou nerveux qui ne dégage de l'électricité.

Avant d'essayer l'explication de ce triple phénomène, il est d'abord nécessaire de rappeler que la chaleur, le travail mécanique et l'électricité, malgré leur diversité apparente, ne sont que des effets d'une même cause. Par exemple, une force quelconque peut être employée à soulever des fardeaux, à entraîner des convois, etc.; alors elle produit du travail; mais si on l'applique à une roue à palettes tournant dans une masse d'eau, elle ne soulève plus rien et ne produit plus de travail apparent; son effet cependant n'est pas nul, car elle échauffe l'eau et développe une quantité de chaleur qui est proportionnelle au travail qu'elle peut engendrer. Donc l'effet d'une force peut être de créer du travail ou de créer une quantité équivalente de chaleur. Considérons maintenant ce qui se passe dans une machine à feu: nous voyons la vapeur entrer dans le cylindre, soulever et abaisser alternativement le piston, et engendrer un travail qui se répartit dans toutes les pièces animées par la machine; finalement elle sort. Or, en entrant, elle contenait une certaine quantité de chaleur; quand elle sort, elle en a perdu une partie, et c'est cette chaleur perdue qui s'est transformée en une quantité de travail qui lui est équivalente. On voit donc que toute chaleur qui s'anéantit crée du travail, et que tout travail qui se détruit crée de la chaleur. Nous pourrions répéter les mêmes raisonnemens pour l'électricité, et montrer qu'elle peut se transformer ou en travail ou en chaleur, tandis que le travail et la chaleur peuvent se changer en électricité.

Les trois grands phénomènes physico-chimiques accomplis par les animaux n'étant que des manifestations différentes d'une même cause, il suffira de chercher ce qui produit l'un d'eux, par exemple ce qui produit la chaleur. Faut-il la rapporter à cette force vitale occulte qu'on cherche à défendre, ou bien devons-nous l'attribuer à l'exercice régulier des causes naturelles agissant suivant leurs lois habituelles?

C'est Lavoisier qui, à l'éternel honneur des sciences, est venu résoudre cette question. Parallèlement à ces productions de chaleur, de travail et d'électricité, les animaux accomplissent des phénomènes chimiques continus et d'une effrayante complication; il y en a dans les muscles, dans les nerfs, dans les glandes, dans tous les organes; il y en a pendant la digestion et surtout dans l'acte de la respiration. Or il est de l'essence des actions chimiques de produire de la chaleur, laquelle peut élever la température des animaux ou se transformer en travail mécanique, et l'on sait de plus qu'elles donnent toujours naissance à de l'électricité. Dès lors il est naturel de penser que c'est à ces actions chimiques qu'il faut rapporter tous les phénomènes physico-mécaniques dont nous venons de parler.

Il y a loin de cet aperçu général à une démonstration précise; malheureusement cette démonstration est impossible dans l'état actuel de nos connaissances. Pour qu'elle pût être complète, il faudrait d'une part analyser toutes les actions chimiques accomplies par un animal dans un temps donné, et faire théoriquement la somme de toutes les quantités de chaleur qu'elles développent; d'un autre côté, il faudrait pouvoir mesurer expérimentalement les chaleurs réellement produites par cet animal pendant le même temps ou transformées en électricité et en travail, puis enfin chercher s'il y a égalité entre les chaleurs théoriques et réelles; mais cette balance ne peut s'établir rigoureusement par suite de l'impossibilité où l'on est manifestement d'analyser cette multitude de causes et d'effets.

A défaut toutefois d'une démonstration complète qui embrasserait tous les faits, on peut au moins se contenter d'une approximation qui sera déjà très satisfaisante. Laissons l'animal en repos, négligeons le travail accompli dans la circulation et l'électricité développée, il ne restera plus à considérer que la chaleur engendrée. Celle-ci, nous pouvons l'évaluer en enfermant l'animal dans une caisse entourée d'eau dont nous mesurerons le réchauffement. D'un autre côté, la plus importante des actions chimiques est celle de la respiration, et elle se réduit sensiblement à la combustion du charbon et de l'hydrogène, qui donne naissance à de l'acide carbonique et à de l'eau. Nous pouvons très aisément mesurer la quantité d'oxygène que l'animal enfermé dans sa caisse consomme, celle de l'acide carbonique qu'il dégage, et conclure le poids de l'eau qu'il produit, et comme nous savons par des expériences préalables la chaleur que l'hydrogène et le charbon dégagent en se brûlant, il nous est possible de calculer très approximativement celle que l'animal a dû théoriquement produire et de la comparer à la quantité de chaleur mesurée par l'échauffement de l'eau. C'est ainsi que Lavoisier a posé la question, et c'est par ce procédé qu'il l'a résolue d'abord; mais comme ses expériences laissaient à désirer sous le rapport de la précision, elles ont été reprises avec soin par Dulong et par M. Despretz. Dans tous les cas, la chaleur théorique a été sensiblement égale à la chaleur réelle, d'où il suit qu'on peut rationnellement admettre, comme l'a fait Lavoisier, que les actions chimiques sont les causes de la chaleur, du mouvement et de l'électricité.

Sans insister, ce qui serait inutile ici, sur les objections que soulèvent ces expériences, j'ajouterai quelques mots sur la production du travail mécanique et de l'électricité. On a toujours admis, par une espèce d'intuition, que la fibre musculaire et les matières neutres azotées, qui ont la même composition, étaient les matériaux de l'organisme qui, en se transformant chimiquement sous l'influence de l'oxygène, devenaient la source du travail musculaire, tandis que les fécules et les corps gras étaient les alimens respiratoires susceptibles de donner la chaleur. Cette distinction a certainement besoin d'être appuyée par des expériences directes; elle se justifie néanmoins par les résultats suivans. Nous avons réussi à démontrer par des expériences rigoureuses que la combustion de la fibre musculaire augmente par la contraction prolongée, que cette fibre se trouve alors imbibée d'une plus grande quantité d'acide carbonique, lequel existe aussi en plus grande proportion dans le sang veineux. On explique par là comment un muscle cesse de pouvoir se contracter quand il est enfermé dans un petit espace rempli d'air qui se transforme en acide carbonique, et comment il reprend sa propriété première quand on le met en contact avec du gaz oxygène. On a encore démontré tout récemment qu'après une longue contraction la fibre musculaire prend un excès d'acidité, due à la présence de quelques corps particuliers, tels que les acides lactique ou phosphorique.

Je terminerai cet examen des applications de l'expérimentation à la physiologie, en décrivant des expériences à l'aide desquelles je suis parvenu à jeter quelque lumière sur la fonction des nerfs. En faisant passer pendant un temps très court, à travers l'un d'eux, un courant électrique, on produit une contraction et un effort musculaire toujours incomparablement plus grand que le travail mécanique qui correspond à la quantité d'électricité qui a été lancée dans le nerf. On fait l'expérience en mesurant la quantité de zinc qui est oxidé dans la pile dans l'intervalle très court de temps qui est nécessaire pour que l'électricité qui en est développée réveille la contraction musculaire. Nous connaissons d'une part la chaleur qui est dégagée par cette oxidation et la quantité équivalente de travail mécanique; de l'autre, nous mesurons le travail mécanique réellement produit par la contraction. C'est ce dernier qui est énormément plus grand que le travail correspondant au zinc oxidé dans la pile. Cette conclusion nous conduit forcément à admettre que l'excitation électrique du nerf se borne à exalter les phénomènes chimiques de la respiration musculaire, et que c'est entre ce phénomène et l'effort mécanique développé que doit exister la relation voulue par la théorie mécanique de la chaleur. L'excitation électrique d'un nerf est donc quelque chose d'analogue à une étincelle électrique ou à une particule incandescente qui met le feu à une grande masse de poudre; elle agit comme le ferait un petit effort musculaire pour déterminer la chute d'un poids d'une grande hauteur; les actions chimiques, mises en jeu par l'excitation du nerf, s'accomplissent dans les muscles, et c'est à ces actions que, par un procédé encore très obscur, est due l'origine du mouvement musculaire. Cette conclusion est confirmée par le fait que nous avons rappelé de l'augmentation qu'éprouve la respiration musculaire pendant la contraction. On trouve aussi dans les transformations de l'organisme, qui s'opèrent dans les animaux morts par inanition, une nouvelle preuve de ces vérités déduites par l'expérience. Dans ces animaux les muscles ont presqu'entièrement disparu, tandis que les nerfs sont intacts: c'est exactement comme il arrive dans une pile voltaïque qui agit depuis longtemps et dans laquelle les acides et le zinc n'existent plus, tandis que les fils métalliques conducteurs n'ont subi aucune variation.

Nous venons de rappeler tout ce que les sciences physiologiques doivent à l'expérimentation. Il y aurait une curieuse étude à faire, qui montrerait combien elles ont été égarées par les raisonnemens *à priori*, et quelle triste habitude de vagues explications elles en ont gardée. S'il est vrai qu'en général on doive tirer du passé l'enseignement de l'avenir, le choix n'est pas douteux: il faut abandonner la méthode stérile et persévérer avec un redoublement d'ardeur dans la voie féconde. A la vérité, les expériences sont plus difficiles, et leur résultat est moins constant quand elles sont exécutées sur des êtres vivans, parce que la plus simple des fonctions est un ensemble complexe d'effets produits par la température, les affinités, les états électriques et la constitution des organes, laquelle varie suivant l'âge, la vigueur et l'état de nutrition; mais cette difficulté ne doit pas nous désespérer. Au commencement de ce siècle, la chimie, qui pourtant sortait des mains de Lavoisier, n'avait que timidement abordé les corps organiques. La physique ne connaissait ni la pile de Volta, ni les merveilleuses théories d'Ampère, ni les lois de la polarisation, ni la machine à vapeur, ni le télégraphe électrique. Soixante années d'études ont suffi pour nous donner toutes ces conquêtes. Nous sommes aujourd'hui peut-être à la veille d'accomplir une pareille révolution dans l'étude des êtres vivans; persévérons. Que la Providence veuille nous donner des hommes tels que Hales, Rumford, Galvani, Spallanzani, Bonnet, dans le siècle passé, tels que Charles Bell, Magendie, Dutrochet, Müller, parmi les contemporains dont nous déplorons la perte récente. Que la physique et la chimie réalisent encore une fois des progrès semblables à ceux qu'elles ont faits entre les mains de Fresnel, d'Ampère, de Dumas et de Liebig, et nous arriverons lentement, mais sûrement, à dissiper l'obscurité qui couvre la science de l'organisme vivant, sur laquelle les prétendues théories des vitalistes n'ont jamais jeté que de fausses lumières.

CH. MATTEUCCI.